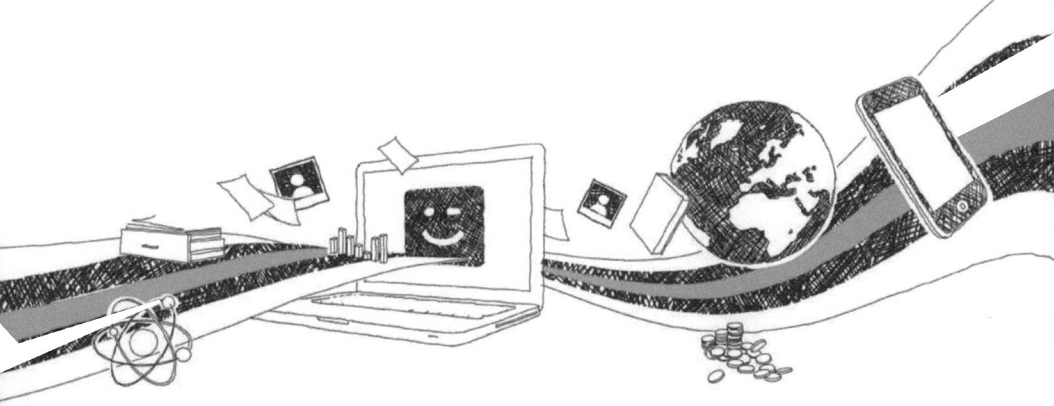
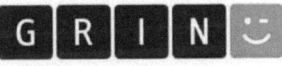

Sebastian Sauer

Health Communication in the course of time

Die Bedeutung des Internets für das deutsche Gesundheitssystem am Beispiel der Arzt-Patienten-Beziehung

GRIN Verlag

Bibliografische Information der Deutschen Nationalbibliothek:

Die Deutsche Bibliothek verzeichnet diese Publikation in der Deutschen National-
bibliografie; detaillierte bibliografische Daten sind im Internet über http://dnb.d-
nb.de/ abrufbar.

Impressum:

Copyright © 2007 GRIN Verlag GmbH
Druck und Bindung: Books on Demand GmbH, Norderstedt Germany
ISBN: 978-3-640-76652-9

Dieses Buch bei GRIN:

http://www.grin.com/de/e-book/162285/health-communication-in-the-course-of-
time

Health Communication in the course of time – Die Bedeutung des Internets für das deutsche Gesundheitssystem am Beispiel der Arzt-Patienten-Beziehung

Fachbereich 11: Human- und Gesundheitswissenschaften
Bachelor of Arts Public Health – SoSe 2007
Universität Bremen

Modul 32 / Seminar: Health Communication: individuelle Risiken und massenmediale Thematisierung

Vorgelegt von
Sebastian Sauer

1. Einleitung

Dem Faktor Patient[1], oder auch Nutzer des Gesundheitssystems, wird in der
gesundheitlichen Versorgung eine immer wichtigere Rolle zugeschrieben. In
Bezug auf eine immer älter werdende Bevölkerung (vgl. Eisenmenger et al. 2006),
einer erhöhten Prävalenz von chronisch degenerativen Erkrankungen (vgl. Tautz
2002) und der Verbreitung von Gesundheitsinformationen über das Internet (vgl.
Schmidt-Kaehler 2005) verändert sich infolgedessen auch immer mehr die
Kommunikation innerhalb der Arzt-Patienten-Beziehung. Folglich ist dieses
Thema aus Public-Health-Perspektive, besonders im Zusammenhang mit
möglichen primärpräventiven Ansätzen, von enormer Bedeutung.

Inwieweit sich der Prozess der zunehmenden Informationsflut von
Gesundheitsinformationen auf die Gesellschaft und insbesondere auf die Arzt-
Patienten-Beziehung in Deutschland auswirkt, soll in dieser Arbeit evaluiert
werden.

Hierzu wird im zweiten Kapitel eine kurze Einführung über die definitorische
Grundlage von E-Health gegeben um ein fundamentales Verständnis der hier
beschriebenen Thematik darzulegen. Im Anschluss (Kapitel 3) wird die
Korrelation zwischen dem sich wandelndem Gesundheits- und Krankheiskonzept
und der Kommunikation in der Arzt-Patienten-Beziehung erläutert und an einem
Schaubild (Abbildung 2) dargestellt. Das vierte Kapitel beschäftigt sich mit der
Gesundheitskommunikation im Internet. Zu diesem Punkt werden die
sozioökonomische Störfaktoren, die Vorteile versus Nachteile und die
Qualitätsstandards ,der internetgestützten Gesundheitskommunikation, sowie der
Stellenwert des Internets in der Gesellschaft diskutiert, um im Anschluss einen
Experten-Ausblick auf das hier evaluierte Themenfeld zu geben (Kapitel 5).
Abschließend (Kapitel 6) wird aus Public-Health-Perspektive ein Fazit abgegeben
und ein möglicher Forschungsansatz, der die gegenwärtigen Dynamiken in Bezug
auf die Arzt-Patienten-Beziehung, aufgezeigt.

---

[1] Aus Gründen der Übersichtlichkeit wird innerhalb der Arbeit ausschließlich die männliche
Form verwendet.

2. Was ist E-Health?

Der Begriff E-Health wurde zuerst 1997[2] in der Wirtschaft verwendet, bevor er
2000 auch in Fachzeitschriften zu lesen war. Die Thematik findet jedoch „(…)
seit 1991 wissenschaftliche Berücksichtigung" (Tautz 2002, S. 24). Eine
universelle Definition von E-Health ist bislang noch nicht veröffentlicht, so dass
sich dieser Fachausdruck aus mehreren Teilbereichen wie der Telemedizin[3], dem
Online Health, der Cybermedizin[4] und der Consumer Health Informatics[5]
zusammensetzt (vgl. Tautz 2002; Warda & Noelle 2002). Eysenbach hat jedoch
eine gelungene Definition aufgestellt, in der E-Health

„„eine technische Entwicklung, sondern auch eine (…) (besondere) Denkweise,
Einstellung und Verpflichtung zu vernetztem und globalem Denken, um die
Gesundheitsversorgung (…) durch den Gebrauch von Informations- und
Kommunikationstechnologie zu verbessern"' (Tautz 2002, S. 25, zitiert nach
Eysenbach 2001b, S. 2)

darstellt. Der so neu entstandene Terminus dokumentiert ein gemeinsames
Zusammenwirken von Internet und Medizin bei dem für alle Individualakteure der
gesundheitlichen Versorgung neue Chancen[6] und auch Risiken zur Prävention und
Gesundheitsförderung entstehen (vgl. Tautz 2002). Die Verbreitung von E-Health
wird anhand „Neuer Medien" und der sich daraus resultierenden Interaktivität
vollzogen und stellt folglich eine Schnittstelle der medizinischen Information, der
klinischen Medizin, der Evidence- Based Medicine, der Telemedizin und Public
Health dar (siehe Abbildung 1) (vgl. Eysenbach 2001a). Diese wechselseitige
Interaktivität wird im weiteren Verlauf als Gesundheitskommunikation[7]

---

[2] „Es wurden die Datenbanken von Genios, Reuters und Medline abgefragt" (Tautz 2002, S. 27).
[3] „ Bei Telemedizin geht es vor allem um den (begrenzten, kontrollierten) Austausch klinischer
     Daten (…)" (Eysenbach 2001a, S. 205).
[4] Unter Cybermedizin versteht man die „(…) (globale) Kommunikation mit den Konsumenten
     (oder von Laien untereinander) (…) meist nicht- klinischer, präventivmedizinisch orientierter
     Informationen (…)" (Eysenbach 2001a, S. 205).
[5] Die Consumer Health Informatics ist eine Subdisziplin zwischen Medizininformatik und
     Public Health und beinhaltet unter anderem die Cybermedizin (vgl. Eysenbach 2001a; Köhler
     & Eysenbach 2002).
[6] Insbesondere bezogen auf die Arzt-Patienten-Beziehung und das Gesundheitssystem.
[7] „„Gesundheitskommunikation bezeichnet (…) den direkten, durch Sprache und Interaktion
     vermittelten und den indirekten, durch technische Medien vermittelten Austausch von Wissen,

deklariert.

Abbildung 1

Cybermedizin (E-Health) als Schnittstelle zwischen Public Health und der klinischen Medizin.

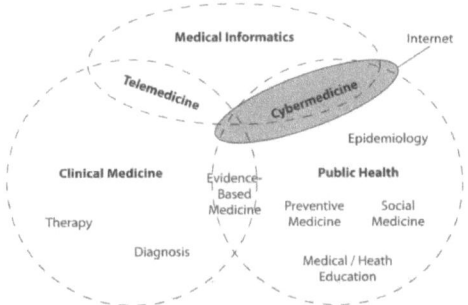

Quelle: Eysenbach 2001a, S. 206 - Abbildung 1, aus Eysenbach et al. 1999, S. 1294.

3. Die Kommunikation zwischen Arzt und Patient vor dem Hintergrund sich wandelnder Gesundheits- und Krankheitskonzepte in der Gesellschaft

Die Medizin hat sich in den letzten hundert Jahren stark verändert. Waren „(...) 1900 Lungenentzündungen, Tuberkulose und Gastroenteritis die häufigsten Todesursachen (...) [so] sind es heute Herzkrankheiten, Krebs und zerebrovaskuläre Krankheiten" (Tautz 2002, S. 37). Infolgedessen sind Abnahmen von akuten und Zunahmen von chronisch degenerativen Krankheiten zu verzeichnen (vgl. Schmidt-Kaehler 2003; Schmidt-Kaehler 2005). Die kurativ orientierte Medizin stößt bei der Behandlung von chronisch degenerativen Krankheiten an ihre Grenzen, so dass die Sichtweise der Salutogenese[8] immer weiter in den Mittelpunkt rückt, um die Prävalenz und Mortalität von Krankheit präventiv zu vermindern. Diese Veränderung hat auch eine starke Auswirkung auf das Kommunikationsverhältnis zwischen Arzt und Patient. Der Patient muss

---

Meinungen und Gefühlen"' (Tautz 2002, S. 26, zitiert nach Lerch et al. 2001, S. 119; ef. Jazbinsek 2000).

[8] Die Aufklärung wie Gesundheit entsteht (das Gegenteil der Pathogenese) (vgl. Antonovsky 1987).

zukünftig „ganzheitlich[9]" wahrgenommen werden, damit eine zielgerechte Behandlung, Prävention[10] und eine weitere Steigerung der Lebensqualität erfolgen kann (vgl. Tautz 2002).

In Hinblick auf den demographischen Wandel innerhalb der Bevölkerung bis ins Jahr 2050 (vgl. Eisenmenger et al. 2006), der Erkenntnis, dass „(…) Menschen höheren Alters und geringer Bildung den Arzt weitaus häufiger (…)" (Tautz 2002, S. 44) aufsuchen und dem deutlichen Anstieg von chronisch degenerativen Krankheiten, „(…) wird Krankheit für mehr Menschen als jemals zuvor Realität werden" (Tautz 2002, S. 45). Der Prozess Gesundheit ist folglich eine lebenslange Aufgabe, die es innerhalb einer neustrukturierten Arzt-Patienten-Beziehung qualitativ hochwertig zu vermitteln und zu erhalten gilt. Die sich daraus resultierende primär salutogenetischen Therapieform hat zur Folge, dass die Bezeichnungen Arzt und Patient veraltet sind und durch „Gesundheitsberater" für den Arzt und „Klient" oder „people" für den Patienten ersetzt werden sollten (vgl. Tautz 2002), damit eine zeitgerechte Bezeichnung Anwendung findet.

Des Weiteren muss die bislang paternalistisch[11] geprägte Arzt-Patienten-Beziehung aufgegeben und in ein partizipierendes[12] Verhältnis, in dem der Patient engagiert mitentscheiden kann, abgeändert werden (vgl. Schmidt-Kaehler 2005). Diese logische Folge ergibt sich aus den Tatsachen, dass immer mehr Selbsthilfegruppen und Onlineplattformen zum Thema Gesundheit in den letzten Jahren auf den Markt erschienen sind, „(…) dass sich eine höhere Partizipation des Patienten (vgl. auch Klemperer 2006) und ein offenes Arzt-Patienten-Verhältnis positiv auf den Behandlungserfolg auswirk[t] (…)" (Tautz 2002, S. 53), dass sich die Compliance und die Rekonvaleszenz positiv verändert und das aus volkswirtschaftlicher Sichtweise weniger Geld für Gesundheit ausgegeben werden könnte (vgl. Tautz 2002). Nach Hurrelmann treffen ergo zwei

---

[9] Hierunter verstehen sich die Psyche, die soziale Umwelt, die Biographie und die Lebensumstände des Patienten (vgl. Tautz 2002).

[10] Hier in erster Linie Primär- und Primordialprävention (richtet sich nicht an Risikogruppen, sondern an die Gesamtbevölkerung im gesunden Zustand (vgl. Hurrelmann & Laaser 2006).

[11] „Die Rolle des Patienten beschränkte sich darauf, dem Arzt die erforderlichen Informationen über Krankheitszeichen zu geben, damit der Arzt das diagnostische und therapeutische Vorgehen festlegen konnte" (Klemperer 2006, S. 3).

[12] Hat eine höhere Autonomie der Patienten zufolge (vgl. Tautz 2002), auch als Shared Dicision Making zu verstehen (vgl. Schmidt-Kaehler 2005).

ebenbürtige, sich respektierende und vertrauende Experten aufeinander (vgl.

Hurrelmann 1998), bei dem der Patient Experte für die Innenwelt, dass subjektive

Gesundheitsempfinden, und „(...) der Arzt Experte für die Außenwelt, also die

physiologischen Gründe für Krankheit" (Tautz 2002, S. 53) ist (siehe Abbildung

2).

Abbildung 2

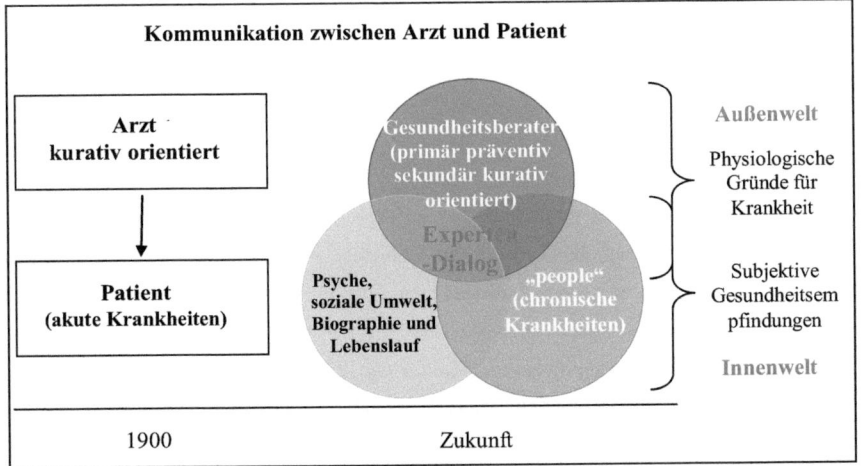

Quelle: Eigene Darstellung in Anlehnung an Tautz 2002.

Inwieweit sich eine schnelle Adaption der ganzheitlichen Wahrnehmung bei der

Arzt-Patienten-Beziehung in die Praxis umsetzen lässt ist weiterhin fraglich, da

tief greifende Veränderungen in der Medizin zumeist nur mit technischen

Erneuerungen gekoppelt sind (vgl. Tautz 2002). Wenn jedoch ein partizipierendes

Verhältnis in Zukunft entstehen soll, dann müssen Ärzte und Patienten vor allem

im Bereich der Kommunikation besser harmonieren. Bislang besteht ein

asymmetrisches Kommunikationsverhältnis, welches sich zum einen in der

Unzufriedenheit des Patienten über die unzureichenden

Informationsdienstleistungen[13] des Arztes und zum anderen an dem verbalen[14]

Verhalten des Arztes gegenüber den Patienten ausdrückt. Hinzu kommen noch

---

[13] Informationen über die Diagnose und Prognose verursachen Unsicherheit und Angst (vgl.
Tautz 2002).

[14] „(...) [A]ufgrund von Unsicherheit oder affektiver Belastung des Arztes (...)" (Tautz 2002, S.
55).

weitere Störfaktoren „(…) wie soziokulturelle, (…) sozioökonomische Unterschiede (…)" (Tautz 2002, S. 55) und eine emotionale Diskrepanz[15] zwischen Arzt und Patient, die die Kommunikation darüber hinaus beeinträchtigen (vgl. Tautz 2002). Jedoch können die derzeitig prävalenten Krankheiten in der Bevölkerung nur über ein qualitativ hochwertiges Kommunikationsnetzwerk zwischen Ärzten und Patienten quantitativ reduziert werden. Hierzu bedarf es einer fundamentalen Implementierung der drei entscheidende Faktoren „(…) Information, Instruktion und Zuwendung (…)" (Tautz 2002, S. 55) in der Arzt-Patienten-Beziehung.

Zusammenfassend lässt sich festhalten, dass sich die Kommunikation zwischen Ärzten und Patienten in den kommenden Jahren immer weiter verändern wird und auch aus epidemiologischer, demographischer und ökonomischer Gesichtspunkten muss, damit die Prävalenz der vorherrschenden Krankheiten minimiert werden kann. Außerdem muss das Verständnis, dass Gesundheit als ein lebenslanger Prozess anzusehen ist, in der Gesamtbevölkerung verdeutlicht werden, damit Empowerment[16] in der Gesellschaft potenziert werden kann (vgl. auch Warda & Noelle 2002). Eine Möglichkeit, Patienten mit Wissen zum Thema Gesundheit zum Empowerment zu bewegen, ist das Medium Internet.

4. Health Communication und das Internet

In Deutschland besitzen 67 % der Bevölkerung[17] einen PC und davon ca. 86,6 % einen Internetzugang (vgl. auch Kirschning et al. 2004). Vergleicht man die Zunahmen von Internetnutzern von 2002 bis 2005, dann ist eine deutliche Sättigung, ausgehend vom Jahr 2004 mit 57 % zu 2005 mit 58 %, zu erkennen (vgl. Statistisches Bundesamt 2006). Betrachtet man zusätzlich allein die Gruppe der Ärzte, so hatten bereits 44 % der Ärzte im Jahr 2002 das Internet genutzt. Für das Jahr 2003 wurde sogar eine Prognose von ca. 64 %, was ungefähr der Bevölkerungsquote aus dem Jahr 2005 entspricht (vlg. Tautz 2005; Statistisches

---

[15] Missverhältnis bestehend aus einem beruflichen Alltagsleben des Arztes und der personalen und einmaligen Situation des Patienten (vgl. Tautz 2002).

[16] „„Empowerment is an ongoing procees of liberation"" (Lampe 2004, S. 16, zitiert nach Fahlberg et al. 1991, S. 186).

[17] Bezogen auf das Jahr 2005.

6

Bundesamt 2006), vorhergesagt.

4.1. Sozioökonomische Störfaktoren bei der Internetnutzung

Innerhalb der Bevölkerung zeichnen sich große Unterschiede bezüglich des Vorhandenseins eines PCs, der Nutzung des Internets und der Offline-Haushalte[18], jeweils differenziert betrachtet nach dem Alter, dem beruflichem Status, dem Bildungsabschluss und dem Geschlecht, ab (vgl. auch Tautz 2002).

Nur 46 % der Haushalte mit einem Nettoeinkommen von unter 1300 € besitzen einen PC, demgegenüber können „(...) 93 % der Haushalte mit einem Einkommen über 3600 [€] (...)" (Statistisches Bundesamt 2006, S. 46) einen Desktop-PC oder ein Notebook aufweisen. Weiterhin besteht ein starker Zusammenhang zwischen dem Vorhandensein von einem Internetzugang und dem monatlichen Haushaltnettoeinkommen. Die Offliner-Haushalte sinken mit steigendem Einkommen, so dass die Gruppe der Geringverdiener[19] mit 63 %, fünfmal so viele Offliner vorweisen, als die Gruppe der Gutverdiener[20] mit 12 %. Außerdem konnten die Gutverdiener ihren Offliner-Anteil von 2002 bis 2005 um 50% und die Geringverdiener hingegen nur um 1/5 reduzieren (vgl. Statistisches Bundesamt 2006). Ein wichtiger Faktor bei den Offline-Haushalten ist die Altersstruktur. Insgesamt steigt der Anteil der Offliner mit dem Alter an, so dass die Gruppe der 65-jährigen mit 46 % die größte Proportion aufzeigt. Ebenso deutlich ist das Verhältnis, wenn man die soziale Stellung von Berufstätigen, Arbeitslosen und Rentnern miteinander vergleicht. Bei den Berufstätigen leben nur 19 %, bei den Arbeitlosen bereits 43 % und bei den Rentnern sogar 63 % in einem Haushalt ohne Internetanschluss. Des Weiteren spielt auch die Bildung eine wichtige Rolle, denn „(...) je geringer der Bildungsabschluss, umso größer ist die Distanz zum Internet" (Statistisches Bundesamt 2006, S. 51). Im Durchschnitt haben 58 % der Personen, die einen Hauptschulabschluss haben, keinen Internetzugang, demgegenüber gibt es nur 14 % Offliner, die eine Fach- oder

---

[18] Die Gruppe der Offline-Haushalte, sind diejenigen, „(...) die weder im ersten Quartal 2005, noch jemals vorher das Internet genutzt haben (...)" (Statistisches Bundesamt 2006, S. 51).
[19] Mit einem monatlichen Haushaltsnettoeinkommen von unter 1300 € (vgl. Statistisches Bundesamt 2006).
[20] Mit einem monatlichen Haushaltsnettoeinkommen von 3600 € und mehr (vgl. Statistisches Bundesamt 2006).

Hochschulreife erlangt haben (vgl. auch Bock & Seibert 1999; Tautz 2002). Die Gruppe der Hauptschulabsolventen „(...) verzeichnen jedoch einen überproportionalen Zuwachs (140 Prozent) der Netz-Neulinge (...), [so] dass sich die demographischen Daten von Bevölkerung und Internetnutzern weiter angleichen werden (...)" (Tautz 2002, S. 71). Kollationiert man jetzt zudem auch noch die Internetnutzung geschlechtsspezifisch, so ist festzustellen, dass insgesamt 68 %[21] der Männer und nur 55 % der Frauen das Internet in Anspruch genommen haben (vgl. auch Tautz 2002). Hierbei ist jedoch besonders hervor zu heben, dass der Unterschied (13 %) von den Frauen zu den Männern nicht in allen Altersklassen proportional verläuft. In den Altersklassen von 10-25 und 25-55 besteht nur eine minimale Differenz, während in der Altersklasse ab 55+ fast zweimal so wenig Frauen (19 %) wie Männer (37 %) das Internet nutzen (siehe Tabelle 1) (vgl. Statistisches Bundesamt 2006).

Die Hauptgründe, weshalb Offline-Haushalte keinen Internetzugang besitzen, sind der mangelnde Bedarf (61 %), die hohen Zugangs- und Anschaffungskosten (28 % und 29 %), die Möglichkeit das Internet von woanders zu nutzen (27 %) und die fehlenden Kenntnisse über das Internet (27 %). Besonders die Geringverdiener – Haushalte könne sich aufgrund der hohen Zugangs- und Anschaffungskosten keinen Zugang zum Internet ermöglichen (37 %) (vgl. Statistisches Bundesamt 2006).

In der Gesamtheit lässt sich feststellen, dass speziell den Haushalten der Zugang zum Internet erschwert wird, die über ein geringes Haushaltsnettoeinkommen verfügen, die einen niedrigen Bildungsstatus aufweisen, die keine Arbeit haben oder Rentner sind und die, die zu der Altersstruktur der über 55-jährigen gehören. Hierbei weisen insbesondere die Frauen eine drastische Offliner-Quote auf. Damit eine quantitativ hochwertige Kommunikation über das Medium Internet zum Thema Gesundheit erfolgen kann, müssen diese Störfaktoren, bei der Betrachtung der Gesundheitskommunikation und dem geforderten Empowerment bei den Patienten, berücksichtigt werden.

---

[21] Daten bezogen auf das erste Quartal 2005.

Tabelle 1

Internetnutzung im ersten Quartal 2002 und 2005 nach Altersgruppen und Geschlecht.

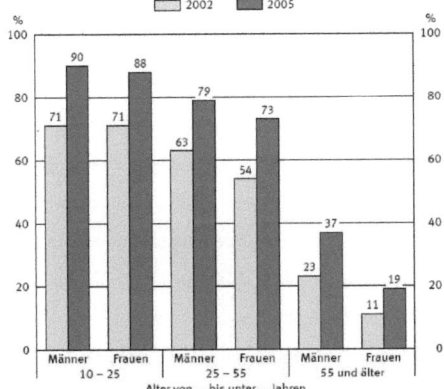

Quelle: Statistisches Bundesamt 2006, S. 50, Schaubild 20.

4.2. Stellenwert der Gesundheitskommunikation in der Gesellschaft

Die Gesundheitskommunikation ist die Schnittstelle zwischen den Bereichen Medien[22] und Medizin (vgl. Lerch et al. 2001, ef. Jazbinsek 2000). Nach Mack vertrauen die Patienten den Informationen[23] aus dem Internet[24] mehr als den Berichten oder Artikeln aus den Zeitschriften, oder aus dem Fernsehen (vgl. Mack 2002). Bereits 2002 haben 32 Million Deutsche das Internet für Gesundheitsinformationen genutzt, so dass sie die „(...) zweithäufigsten[25] Konsumenten von medizinischen Informationen im Internet" (Tautz 2002, S. 81) sind. Dabei wird insbesondere nach medizinischen Informationen zu den Themen Krebs, Herz-Kreislauf-Erkrankungen, Allergien, Diabetes, HIV/Aids, Alkohol, Fitness und psychischen Problemen gesucht (vgl. Tautz 2002; Schmidt-Kaehler 2003).

---

[22] In Bezug auf die weiteren Ausführungen wird nur auf das Medium Internet eingegangen.
[23] Informationen gerichtet an die Laienöffentlichkeit. „Veröffentlicht werden diese Informationen von Institutionen, Unternehmen, Experten und Laien" (Tautz 2002, S. 79).
[24] Hier in Bezug auf das World Wide Web (WWW), den File-Tranfer (FTP), den E-Mail Verkehr und die Usenet Newsgroups (vgl. Tautz 2002).
[25] Die häufigsten Zugriffe auf Gesundheitsthemen können die USA vorweisen (vgl. Tautz 2002).

Der Prozess des E-Health-Empowerments wirkt sich zugleich auf die Entscheidungsfindung bei Therapiewahlen, wie das Institut für Rehabilitationswissenschaft der HU-Berlin mit Hilfe der Studie[26] an Krebspatienten[27] belegen kann (vgl. Kirschning et al. 2004; Kirschning & Kardorff 2004; Kirschning 2005), aus. Nach den ersten Zwischenergebnissen bringen 74, 9 % der Befragten „(…) Informationen aus dem Internet [mit] ins ärztliche Beratungsgespräch ein" (Kirschning & Kardorff 2004, S. 1) und 48,6 % sehen diese Informationen als Entscheidungshilfe für ihre persönliche Therapiewahl an. Eine geschlechtsspezifische Differenzierung unter den Teilnehmern ergab zudem, dass Männer (63,9 %) im Vergleich zu Frauen (35,7 %) ihre Therapieentscheidung weitaus häufiger mit Hilfe der Internetinformationen auswählen (vgl. Kirschning & Kardorff 2004), obwohl Frauen öfters auf der Suche nach Gesundheitsinformationen sind als Männer (vgl. Köhler & Eysenbach 2002). Eine weitere Studie[28] konnte zeigen, dass die Compliance und die Nachsorgeaktivität bei Frauen mit Internetunterstützung, nach und während einer onkologischen Rehabilitation von Brustkrebspatienten, weitaus höher waren als die der Kontrollgruppe. Hierbei wurde weiterhin festgestellt, dass die Nutzung des Internets von jüngeren Frauen und bei Frauen, die in einer höheren Sozialschicht lebten, weitaus ausgeprägter war (vgl. Lampe 2004).

Insgesamt verweisen Kirschning et al. darauf, dass Patienten in Zukunft immer öfter mit detaillierten Internetinformationen in die Sprechstunde kommen werden, so dass sich neue Anforderungen an den Arzt, innerhalb der Arzt-Patienten-Beziehung in Bezug auf die Kommunikation, ergeben werden (vgl. Schmidt-Kaehler 2003; Kirschning et al. 2004). Weiterhin können mit Hilfe der internetbasierten Gesundheitskommunikation nachweislich die Compliance und die Rekonvaleszenz positiv beeinflusst werden, so dass sich der Stellenwert der

---

[26] Die Studie ist ein DFG-Projekt ‚Internetnutzung und Krebserkrankungen' (vgl. Kirschning 2005).

[27] „(…) Frauen mit einem Mamma- und Männer mit einem Prostatakarzinom" (Kirschning et al. 2004, A-3090).

[28] ‚Das Internet als Bestandteil in der onkologischen Rehabilitation von Brustkrebspatientinnen – ein Zugang zum Empowerment' (vgl. Lampe 2004).

Consumer Health Informatics gegenüber der ausschließlich klinischen Medizin in der Gesellschaft weiter ausbauen und verschieben wird (siehe Abbildung 3) (vgl. auch Eysenbach 2000; Scheiber & Gründel 2000).

Abbildung 3

The focus is shifting from health professionals to consumers.

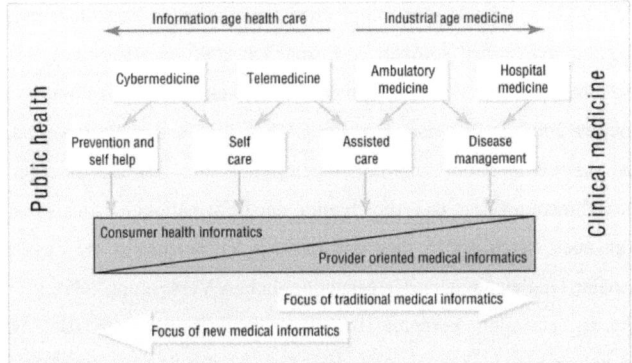

Quelle: Eysenbach 2000, S. 1, Abbildung 1.

4.3. Vor- versus Nachteile der Gesundheitskommunikation im Internet

Innerhalb der Informationsgesellschaft, in der die Patienten immer mehr als Zielgruppe in den Vordergrund treten, müssen die sozialen Auswirkungen auf das Gesundheitssystem essentiell untersucht werden, um soziale Ungleichheit zu vermeiden (vgl. Köhler & Eysenbach 2002; Schmidt-Kaehler 2003).

Die Vorteile beziehungsweise die Chancen einer intensivierenden Informationsgesellschaft sind, dass das Internet niederschwellig[29] ist, dass das Patienten-Empowerment gefördert wird, dass das Internet die Gesundheitsinformation bei den Patienten verbessert, dass das Internet die Gesundheitskommunikation insgesamt verbessert, dass die

---

[29] Von allen Menschen anonym auf der Welt zu jeder Uhrzeit zu erreichen, so dass Hemmschwellen abgebaut werden und soziale Unterstützung gewährleistet wird (vgl. Schmidt-Kaehler 2003).

Krankheitsbewältigung bei den Patienten optimiert wird, dass besondere Zielgruppen erreicht werden können, dass sich Informationen aus dem Internet personalisieren[30] lassen (vgl. Tautz 2002; Schmidt-Kaehler 2003) und das sich automatisch ein indirekter Qualitätssicherungsprozess bei den behandelnden Ärzten implementiert (vgl. Köhler & Eysenbach 2002; Kardorff 2005).

Jedoch können die Veränderungen der Arzt-Patienten-Beziehungen „(…) auch zu Spannungen führen" (Köhler & Eysenbach 2002, S. 413). „(…) [D]ie Gefahren und Probleme bei der interaktiven Gesundheitskommunikation (…)" (Schmidt-Kaehler 2003, S. 27) sind, dass die CVK[31] den Face-to-Face Kontakt schwächen und die Rezipienten[32] emotional belasten kann, dass das Internet kein echtes Massenmedium[33] ist, dass die Qualität der Informationen oftmals mangelhaft sind (vgl. auch Lerch 2001), dass das Internet, in Bezug auf die Zugänglichkeit, zu sozialer Ungleichheit in der gesundheitlichen Versorgung führen kann, dass das Internet zuweilen komplex ist, dass Fehlinformationen das Arzt-Patienten-Verhältnis stören können und dass die strikten Datenschutzrichtlinien für die Patienten bei der Kommunikation[34] nicht eingehalten werden können (vgl. Köhler & Eysenbach 2002, Tautz 2002; Schmidt-Kaehler 2003; Kardorff 2005).

Insgesamt betrachtet überwiegen dennoch die Vorteile gegenüber den Nachteilen einer interaktiven Gesundheitskommunikation, obwohl „(…) eine breite Sicherung der Qualität medizinischer Informationen im Internet mittelfristig ungelöst bleib[t] (…)" (Tautz 2002, S. 110). Eine steigende Transparenz, die Möglichkeit zur Personalisierung von Informationen und die Hilfe zur Selbsthilfe verfügen darüber hinaus auch im Bereich der Prävention über neue Interventionsfelder (vgl. Tautz 2002), so dass eine verstärkte Implementierung der Gesundheitskommunikation in der Arzt-Patienten-Beziehung stattfinden muss. In

---

[30] Die individuellen Bedürfnisse der einzelnen Nutzer, sowie die Informationstiefe können gezielt gesteuert und genutzt werden. „Die Personalisierung der Informationen erfolgt somit gleichermaßen von der Nutzer- wie von der Anbieterseite" (Schmidt-Kaehler 2003, S. 30).

[31] „Computervermittelte Kommunikation (CVK) (…)" (Schmidt-Kaehler 2003, S. 27).

[32] In den Kommunikationswissenschaften als ‚Empfänger' deklariert (vgl. http://lexikon.meyers.de/meyers/Rezipient).

[33] „(…) in Bezug auf die Verbreitung in der Bevölkerung, ist das Internet vor allem dem Fernsehen unterlegen" (Schmidt-Kaehler 2003, S. 27).

[34] Besonders beim E-Mail-Verkehr können vertrauliche Daten von Unbefugten eingesehen werden (vgl. Schmidt-Kaehler 2003).

Folge dessen müssen die verbreiteten medizinischen Informationen stärkeren Qualitätsanforderungen unterliegen, um negative Auswirkungen, oder sogar Gefahren für die öffentliche Gesundheit abzuwenden (vgl. auch Köhler & Eysenbach 2002).

4.4. Wie können hochwertige Qualitätsstandards gewährleistet werden?

In den Jahren zwischen 1996 und September 2001 wurden 79 empirische Studien zu dem Thema ‚Qualität von Gesundheitsinformationen und Services für Patienten im Internet' veröffentlicht, von denen 55 (70%) zu dem Ergebnis gekommen sind, dass die aufgeführten Informationen hinter den geforderten Qualitätsanforderungen[35] zurückblieben sind (vgl. Köhler & Eysenbach 2002; Schmidt-Kaehler 2003). Dieses Ergebnis steht jedoch in einem paradoxen Zusammenhang mit der Einschätzung der Nutzer, denn „nach einer Studie von Harris Interactive [...] (2002) halten 71 % der deutschen Gesundheitssurfer Gesundheitsinformationen im Internet für vertrauenswürdig" (Schmidt-Kaehler 2003, S. 37). Diese Diskrepanz zwischen Vertrauen und qualitativen Beiträgen im Internet kann bei den Nutzern zu gravierenden Fehlinformationen führen, so dass die Arzt-Patienten-Beziehung gestört wird. Die Fehlerquellen beruhen jedoch nicht alleine auf den Inhalten des Internets, sondern vielmehr auf den Fernseh- und Printmedien, die ca. 70 % Fehlinformationen verbreiten, da diese zugleich für Internetauftritte weiterverwendet werden (vgl. Schmidt-Kahler 2003).

Um einen hochwertigen Qualitätsstandard bei medizinischen Informationen im Internet gewährleisten zu können, bedarf es einer zertifizierten und regulierten Struktur (vgl. Hebenstreit & Güntert 2001), die Informationen an den Nutzer verständlich, verlässlich und übersichtlich weiter gibt (vgl. Schmidt-Kaehler 2003). Die Health On Net Foundation (HON) ist eine der ersten Organisationen, die versucht einheitliche Standards und Kriterien zur Qualitätssicherung aufzustellen. Diese schweizerische Initiative vergibt unter Beachtung ethischer Richtlinien das so genannten HON-Logo an Gesundheitsanbieter (vgl. Köhler & Eysenbach 2002; Kirschning et al. 2004). „HON ist ein System der freiwilligen

---

[35] Die Internetseiten wurden mit evidenzbasierten Leitlinien verglichen.

Selbstverpflichtung. Eine Überprüfung findet nicht statt" (Köhler & Eysenbach 2002, S. 414). Darüber hinaus gibt es noch weitere internationale Initiativen[36], die sich darum bemühen, dass die Qualität der angebotenen Gesundheitsinformationen im Internet sichergestellt und verbessert wird (vgl. Hebenstreit & Güntert 2001; Schmidt-Kaehler 2003).

Nach Schmidt-Kaehler kann eine einheitliche Qualitätssicherung nur erreicht werden, wenn sich Nutzer und Anbieter in einem ständigen Kontrollprozess miteinander befinden, denn allein die Selbstregulierung[37] reicht oftmals nicht aus, um evidenzbasierte medizinische Informationen „richtig" im Internet dar zu stellen (siehe Abbildung 4) (vgl. auch Dierks & Schwartz 2001; Lerch et al. 2001). Hierzu könnten gesetzliche Regelungen, zertifizierte Internetseiten, ein zentrales Gesundheitsportal (vgl. auch Schug 2003), ein Filtersystem und spezielle Suchmaschinen das Suchen und Finden von vertrauenswürdigen medizinischen Informationen sicherer machen, so dass das Vertrauen der Nutzer nachhaltig gesteigert würde. Des Weiteren könnten die Nutzer die von ihnen aufgefundenen Internetinformationen und auch Internetseiten mit Hilfe eines Bewertungsverfahrens und Trustmarks[38] kenntlich machen. Da eine vollkommene Internettransparenz jedoch nicht gegeben ist, wäre es von Vorteil, wenn es nur ein einziges Gesundheitsportal (‚health') in Zukunft geben würde, von dem aus die Nutzer die Informationen anwenden könnten (vgl. Schmidt-Kaehler 2003).

---

[36] Das Aktionsforum Gesundheitsinformationssystem (afgis), die American Accreditation Healthcare Commission (URAC), die American Medical Association (AMA), das Centre of Health Information Quality (CHIC), die deutsceh Gesellschaft für Medizinische Informatik, Biometrie und Epidemiologie (GMDS), das DISCERN, die Europäische Kommission, Healthfinder, die Health Internet Ethics Initiative (HI Ethics), die Internet Healthcare Coalition (ICH), das Med CERTAIN, die Quality Information Checklist (QICK) und die Quality of Medical Information, Communication and Transactions (TNO QMIC) (vgl. Köhler & Eysenbach 2002; Schmidt-Kaehler 2003).
[37] Hier erklärt sich der Anbieter für Gesundheitsinformationen bereit, dass die angegebenen Informationen den ethischen Richtlinien einer Initiative zur Qualitätssicherung entsprechen (vgl. Schmidt-Kaehler 2003).
[38] Trustmarks, hier verschiedene Qualitätssiegel (vgl. Schmidt-Kaehler 2003).

Abbildung 4

Qualitätssicherung, Strukturierung und Bewertung von Gesundheitswebsites.

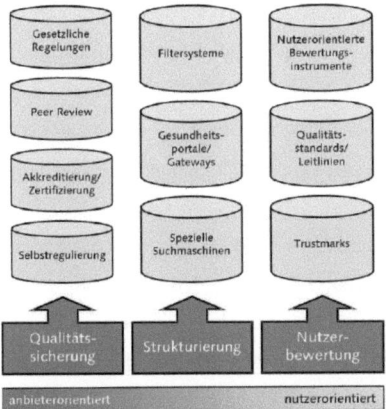

Quelle: Schmidt-Kaehler 2003, S. 42, Abbildung 2 in Anlehnung an Hebenstreit et al. 2002.

Insgesamt lässt sich feststellen, dass eine Arzt-Patienten-Beziehung, die unter Einfluss von Gesundheitsinformationen aus dem Internet steht, nur präzise funktionieren kann, wenn Qualitätskriterien ganzheitlich wahrgenommen und sowohl von der Anbieter- als auch von der Nutzer-Seite eingehalten und gefördert werden, damit Fehlinformationen vermieden und gesundheitliche Gefahren vor der Gesellschaft abgewehrt werden.

5. Aussichten aufgrund der Delphi-Methode

Führende Experten aus den Bereichen Wirtschaft, Politik, E-Health und Medien wurden 1998 zu sieben Thesen, wie das Internet die Arzt-Patienten-Beziehung und das Gesundheitssystem in Zukunft verändern wird, befragt. Hierbei zeichneten sich für die kommenden 5-10 Jahre folgende signifikante Beziehungen zwischen den verschiedenen Thesen ab:

Die Informationsrecherche wird von den Ärzten unterstützt, so dass das Engagement der Patienten gefördert wird und eine partnerschaftliche Beziehung entsteht. Weiterhin werden Patienten möglicherweise, aufgrund der ihnen vorliegenden Informationen, einen Arztwechsel vollziehen, um die für sie am besten geeignete Therapie durchführen zu können. Des Weiteren könnten leichtere Erkrankungen durch das medizinische Fachwissen, welches mit Hilfe der Gesundheitsportale vermittelt wird, durch die Patienten selbst behandelt werden. Letztlich wird das Verständnis für das Thema Gesundheit in der Bevölkerung immer stärker implementiert werden, so dass das präventive Verhalten weiter maximiert wird (vgl. Tautz 2002; Schmidt-Kaehler 2003).

Zusammenfassend lässt sich feststellen, dass der Patient in Zukunft mündiger und auch mehr Aufgaben im Bereich der Gesundheit übernehmen wird. Dieser Prozess hat nach den Experten bereits begonnen, weshalb auch ein zunehmendes und internetgestärktes Empowerment in den kommenden Jahren zu verzeichnen sein wird. Ärzte und Patienten müssen sich auf die Veränderung in einer partnerschaftlichen Beziehung einstellen. Die Distanz des medizinischen Fachwissens wird immer geringer und könnte bei Patienten mit chronischen Erkrankungen sogar umkehren (vgl. Tautz 2002).

6. Zusammenfassung und Konsequenzen

„Das Internet wird die Gesundheitssysteme nachhaltig verändern (…)" (Tautz 2002, S. 175). Insbesondere die Arzt-Patienten-Beziehung wird sich dabei weit reichender Veränderungen unterziehen müssen, um eine partnerschaftliche Beziehung aufbauen zu können (vgl. Tautz 2002). In Zukunft werden nicht mehr Experten und Laien aufeinander treffen, sondern jeweils ein Experte für die Außenwelt (Ärzte) und ein Experte für die Innenwelt (Patienten) (vgl. Hurrelmann 1998), so dass ein Experten Dialog stattfinden wird (vgl. auch Kirschning et al. 2004).

Diese Veränderung in der Gesundheitskommunikation zwischen ‚Gesundheitsberater' und ‚People' ist darüber hinaus, die zurzeit wirkungsvollste Möglichkeit die Prävalenz, die Mortalität und die Inzidenz von chronisch degenerativen Erkrankungen, in Bezug auf eine immer älter werdende Bevölkerung, zu minimieren, da das Verständnis für Gesundheit in der

Bevölkerung zunehmend als ein lebenslanger Prozess anzusehen ist. Der Gesundheitsberater rückt demnach immer weiter von der kurativ orientierten Medizin weg, hin zu einer präventiv orientierten Medizin. Weiterhin spielt das Medium Internet für eine aktive Kommunikation zwischen den beiden Experten eine entscheidende Rolle. Aufgrund einer steigenden interaktiven Informationsflut lassen sich Patienten verstärkt zum Empowerment führen und weisen nach wissenschaftlichen Studien zudem eine höhere Compliance und Krankheitsbewältigung auf, als Patienten, die keine zusätzlichen Gesundheitsinformationen aus dem Internet beziehen[39] (vgl. Kirschning et al. 2004). Dieser signifikante Nachweis für einen positiven Einfluss des Internet auf die Behandlung von Patienten sowie eine steigende Personalisierung der Informationen weisen darauf hin, dass die internetgestützte Arzt-Patienten-Beziehung in Zukunft gefördert werden muss („consumer health informatics").

Jedoch lassen sich hier noch deutliche soziale Ungleichheiten innerhalb der Bevölkerung erkennen. Soziökonomische Störfaktoren tragen dazu bei, dass insbesondere schwächere Sozialschichten, Alte und auch Frauen, der Zugang weitestgehend aufgrund von finanziellen Mitteln erschwert wird (vgl. Scheiber & Gründel 2000). Dies ist eine deutliche Diskrepanz, denn gerade älter Personen die weniger gebildet sind, suchen den Arzt am häufigsten auf (vgl. Lerch et al. 2001; Tautz 2002).

Auch wenn die Vorteile für eine Zunahme der Gesundheitskommunikation im Internet gegenüber den Nachteilen überwiegen, muss sich überdies hinaus noch ein einheitlicher Qualitätsstandard nicht nur national, sondern vielmehr international etablieren, damit publizierte Fehlinformationen in der Bevölkerung vermieden werden. Die bisherigen Bemühungen Informationen und auch Hilfestellungen bei der Internetnutzung in der Bevölkerung anzubieten[40] (vgl. hierzu Schmidt-Kaehler 2003, S. 54ff) reichen noch nicht aus, um allen Sozialschichten die Chance zu ermöglichen sich über Gesundheitsinformationen

---

[39] Hier in Bezug auf Krebserkrankungen.
[40] Hierunter zählen zum Beispiel das Informationsnetz für Krebspatienten (INKA), der Gesundheit Berlin e.V., die National Library of Medicine (NLM), die Theodor Springmann Stiftung, das AOK Internetcafe bei Clarimedis und das Ärztliche Zentrum für Qualität in der Medizin (äzq) (vgl. Schmidt-Kaehler 2003).

zu informieren und um diese dann im Experten-Dialog einfließen zu lassen.

Aus diesem Grund muss sich gerade aus Public-Health-Perspektive darum bemüht werden, Gesundheitszentren in Zusammenarbeit mit den Krankenkassen aufzubauen, die sich mit dem Schwerpunkt „Gesundheitsinformationen aus dem Internet für ‚People'" beschäftigen. Dieser Forschungsansatz könnte zunächst in einer multizentrischen Studie, inwieweit die These, dass „Alte und sozial Schwächere die Gesundheitszentren vermehrt aufsuchen" und für die nahe Zukunft realisierbar ist, untersucht werden. Hierbei sollten insbesondere folgende Fragestellungen berücksichtigt werden: „Wie können die sozioökonomischen Störfaktoren der Internetnutzung zielgruppenspezifisch vermindert werden?", „Wer nimmt die Gesundheitszentren in Anspruch? (Differenziert nach der Altersstruktur, dem Bildungsniveau, dem Geschlecht, dem Haushaltsnettoeinkommen, der Zielerkrankung und der Exposition) und „Wie wirken sich die internetgestützten Gesundheitsinformationen auf das Experten-Verhältnis aus?".

Abschließend ist festzuhalten, dass die internetgestützte Gesundheitskommunikation hoffentlich schnellstmöglich in den Alltag der Arzt-Patienten-Beziehung integriert wird, so dass sich das Verständnis für Primärprävention in der Gesellschaft weiter etabliert, um die Mortalität, die Prävalenz und die Inzidenz von chronisch degenerativen Krankheiten zu minimieren und um hohe kurative, sekundär- und tertiärpräventive Folgekosten zu vermeiden.

7. Literaturverzeichnis

Antonovsky, A. (1987). Unraveling the Mystery of Health. How People Manage Stress and Stay
Well. San Francisco: Jossey Bass.

Bock, K. / Seibert, W. (1999). Das Internet als Marketing-Instrument pharmazeutischer Firmen.
In M. Herbst (Hrsg.), Informationsmanagement in der Medizin. Beispiele und
Perspektiven (S. 77-94). Darmstadt: Steinkopff Verlag.

Dierks, M.-L. / Schwartz, F.-W. (2001). Nutzer und Kontrolleure von Gesundheitsinformationen.
In K. Hurrelmann / A. Leppin (Hrsg.), Moderne Gesundheitskommunikation. Vom
Aufklärungsgespräch zur EHealth (S. 290-306). Bern: Hans Huber.

Eisenmenger, M. / Pötzsch, O. / Sommer, B. (2006). Bevölkerung Deutschlands bis 2050. 11.
koordinierte Bevölkerungsvorausberechnung. Wiesbaden: Statistisches Bundesamt.
Verfügbar unter:
http://www.destatis.de/presse/deutsch/pk/2006/bevoelkerungsprojektion250i.pdf
[21.05.07].

Eysenbach, G. / Sa, E.R. / Diepgen, T.L. (1999). Shopping the internet today and tomorrow
Towards the millennium of cybermedicine. British Medical Journal, 319, S. 1294.

Eysenbach, G. (2000). Consumer health informatics. BMJ, 320, S. 1713-1716. Verfügbar unter:
http://www.bmj.com/cgi/content/full/320/7251/1713 [17.06.07].

Eysenbach, G. (2001a). Neue Medien in Public Health, Prävention und
Gesundheitsförderung. In K. Hurrelmann / A. Leppin (Hrsg.), Moderne
Gesundheitskommunikation. Vom Aufklärungsgespräch zur E-Health (S. 205-210). Bern:
Hans Huber.

Eysenbach, G. (2001b). What is e-health? J Med. Internet Res., 3, S. 2.

Fahlberg, L. / Poulin, A. / Girdano, D. / Dusek, D. (1991). Empowerment as an Emerging
Approach in Health Education. Journal of Health Education, 22, 3, S. 185-193.

Harris Interactive (2002). 4-Country Survey Finds Most Cyberchondriacs Believe Online Health
Care Information is Trustworthy, Easy to find and Understand. Harris Interactive Health
Care News, 2, 12. Verfügbar unter:
http://www.harrisinteractive.com/news/allnewsbydate.asp?NewsID =464 [18.06.07].

Hebenstreit, S. / Güntert, B. (2001). Qualitätsaspekte der Online Gesundheitskommunikation. In K. Hurrelmann / A. Leppin (Hrsg.), Moderne Gesundheitskommunikation. Vom Aufklärungsgespräch zur EHealth (S. 277-289). Bern: Hans Huber.

Hebenstreit, S. / Schug, S. / Güntert, B. (2002). Qualitätsmanagement in der Online Gesundheitskommunikation. Ansätze und Orientierung. DKG Forum 05/02. Verfügbar unter: http://www.uni-bielefeld.de/gesundhw/ag5/personal/s_hebenstreit/Hebenstreit_0502_Focus.4.pdf [20.12.02].

Hurrelmann, K. (1998). Die Beziehung zwischen Arzt und Patient – Ist das Konzept „Compliance" noch zeitgemäß? Prävention, 21, 2, S. 41.

Hurrelmann, K. / Laaser, U. (2006). Gesundheitsförderung und Krankheitsprävention. In K. Hurrelmann / U. Laaser / O. Razum (Hrsg.), Handbuch Gesundheitswissenschaften (Neuauflage; S. 749-780). Weinheim u. München: Juventa.

Jazbinsek, D. (Hrsg.) (2000). Gesundheitskommunikation. Wiesbaden: Westdeutscher Verlag.

Kardorff, E. (2005). Virtuelle Netzwerke – eine neue Form der Vergesellschaftung? Verfügbar unter: http://www.reha.hu-berlin.de/soziolog/sonstiges/virtuelle_Netze.doc [27.05.07].

Kirschning, S. (2005). Einfluss des Internets auf die Gesundheitskommunikation. Das Gesundheitswesen, 67, o. S.. Verfügbar unter: http://www.thieme connect.com/ejournals/abstract/gesu/doi/10.1055/s-2005-920657 [27.05.07].

Kirschning, S. / Kardorff, E. (2004). Internetnutzung und Krebserkrankung: Hilfe für Betroffene und Angehörige? Berlin: HU Berlin. Verfügbar unter: http://patient-als partner.de/tagung2004/tagung/Poster/29_Kirschning.pdf [27.05.07].

Kirschning, S. / Michel, S. / Kardorff, E. (2004). Der online informierte Patient: Offener Dialog gesucht. Deutsches Ärzteblatt, 46, A-3090 / B-2617 / C-2493.

Klemperer, D. (2006). Vom Paternalismus zur Partnerschaft: Der Arztberuf im Wandel. Verfügbar unter: http://kurse.fh-regensburg.de/kurs_20/kursdateien/inko/2006-01.pdf [09.06.07].

Köhler, C. / Eysenbach, G. (2002). Das Internet. Chancen, Risiken und Perspektiven für den chirurgischen Patienten. Der Chirurg , 73, S. 410-416.

Lampe, B. (2004). Das Internet als Bestandteil in der onkologischen Rehabilitation von

Brustkrebspatientinnen – ein Zugang zum Empowerment? Dissertation. Berlin 2004.

Verfügbar unter: http://edocs.tu-berlin.de/diss/2004/lampe_birgit.pdf [27.05.07].

Lerch, M. (2001). Gesundheitskommunikation über das Internet. In K. Hurrelmann / A. Leppin

(Hrsg.), Moderne Gesundheitskommunikation. Vom Aufklärungsgespräch zur E-Health

(S. 224-233). Bern: Hans Huber.

Lerch, M. / Dierks, M-L. / Bitzer, E.–M. / Martin, S. / Röseler, S. / Schienkiewitz, A. /

Siebeneick, F.-W. (2001). Der autonome Patient im Mittelpunkt. In Akademie für

Technikfolgeabschätzung (Hrsg.), Patientensouveränität, Arbeitsbericht, Nr. 195. Baden-

Württemberg: Akademie für Technikfolgeabschätzung. Verfügbar unter: http://elib.uni-

stuttgart.de/opus/volltexte/2004/1882/pdf/AB195.pdf [14.06.07].

Mack, J. (2002). Pay it Forward. How Pharmaceutical Companies Can Improve the Quality of

Health Information on the Internet and Earn the Trust of Their Customers. Verfügbar

unter: http://www.ihealthcoalition.org/content/articel-pharmapayforward.html, o.D.

[26.02.02].

Scheiber, A. / Gründel, M. (2000). Virtuelle Gemeinschaften? Das Internet als

Informations- und Diskussionsmedium für Krebspatienten. In D. Jazbinsek (Hrsg.),

Gesundheitskommunikation (S. 164- 182). Leverkusen: Westdeutscher Verlag.

Schmidt-Kaehler, S. (2003). Internetkompetenz für Menschen mit chronischen Erkrankungen.

Veröffentlichungsreihe des Instituts für Pflegewissenschaft an der Universität Bielefeld

(Hrsg.), P03-122. Bielefeld: IPW. Verfügbar unter: http://www.ipw

bielefeld.de/fileadmin/PDF/Publikationen/ipw_122.pdf [14.06.07].

Schmidt-Kaehler, S. (2005). Gesundheitsberatung im Internet. Nutzwert, Evaluation und

Positionierung internetgestützter Informations- und Beratungsleistung für Bürger,

Versicherte und Patienten in der gesundheitlichen Versorgung. Dissertation. Bielefeld

2005. Verfügbar unter: http://bieson.ub.uni

bielefeld.de/volltexte/2005/715/pdf/gesundheitsberatunginternet.pdf [27.05.07].

Schug, S.H. (2003). Gesundheitstelematik- Aktuelle Entwicklungen und Konsequenzen für

Krankenhäuser und Versorgungsverbünde. Der Klinikarzt, 32, S. 391-397.

Statistisches Bundesamt (Hrsg.) (2006). Informationstechnologien in Unternehmen und

Haushalten 2005. Wiesbaden: Statistisches Bundesamt. Verfügbar unter:

http://www.destatis.de/download/d/veroe/Pressebroschuere_IKT2005.pdf [10.06.07].

Tautz, F. (2002). E-Health und die Folgen. Wie das Internet die Arzt Patientenbeziehung und das Gesundheitssystem verändert. Frankfurt/Main: Campus Verlag.

Warda, F. / Noelle, G. (2002). Telemedizin und eHealth in Deutschland: Materialien und Empfehlungen für eine nationale Telematikplattform, Schriftenreihe des DIMDI (Hrsg.). Köln: DIMDI.

Internetquellen:

http://lexikon.meyers.de/meyers/Rezipient [17.06.07].